QUELQUES REFLEXIONS

SUR LA

GÉNÉSIE ET LA GÉNÉRATION

DES ÊTRES.

Par E. BOYRON,

Docteur en Médecine, chirurgien interne de l'Hôtel-Dieu de Lyon et de l'hôpital général de la Maternité de la même Ville; membre titulaire et ex-secrétaire général du Cercle-Médical de Montpellier; correspondant de la Société Chirurgicale d'émulation de la même Ville, etc.

TOUT VIT.
M. RYAN, Disc. sur la Vie de l'Esp. Hum.

La loi qui unit tout est l'attraction, mais l'ATTRACTION VIVANTE.
M. RYAN, Disc. sur la Vie Univ.

Et je voyais les êtres s'enchaîner aux êtres et se produire, et se développer dans leur variété innombrable, s'abreuvant, se nourrissant d'une sève qui jamais ne s'épuise de la source, de la LUMIÈRE et de la vie, de Celui qui est.
M. de La Mennais,
paroles d'un croyant.

A PARIS,

Chez JUST-ROUVIER, Libraire, rue de l'Ecole de Médecine, n° 8.

A MONTPELLIER,

Chez SEVALLE, Libraire, Grand'Rue.

——

1834.

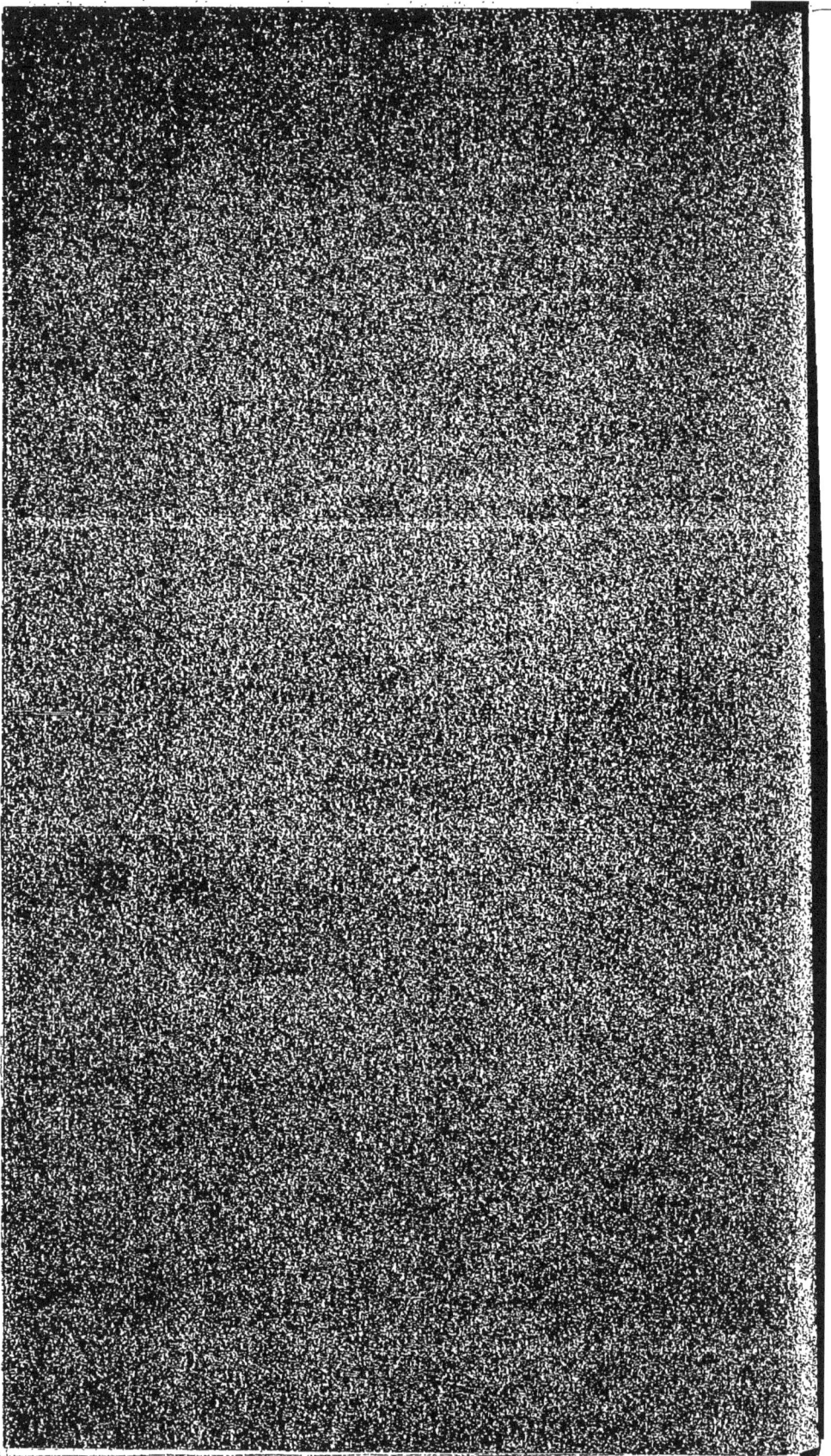

QUELQUES RÉFLEXIONS

SUR LA

GÉNÉSIE ET LA GÉNÉRATION

DES ÊTRES.

QUELQUES RÉFLEXIONS

GÉNÉSIE ET LA GÉNÉRATION

DES ÊTRES.

Par E. BOYRON,

Docteur en Médecine; chirurgien interne de l'Hôtel-Dieu de Lyon et de l'hôpital général de la Maternité de la même Ville; membre titulaire et ex-secrétaire général du Cercle-Médical de Montpellier, correspondant de la Société Chirurgicale d'émulation de la même Ville, etc.

TOUT VIT.
M. Ribes, Disc. sur la Vie de l'Esp. Hum.

La loi qui unit tout est l'attraction, mais l'ATTRACTION VIVANTE.
M. Ribes, Disc. sur la Vie Univ.

Et je voyais les êtres s'enchaîner aux êtres et se produire, et se développer dans leur variété innombrable, s'obreuvant, se nourrissant d'une sève qui jamais ne s'épuise, de la force, de la lumière et de la vie de Celui qui est. M. de la Mennais, paroles d'un croyant.

A PARIS,
Chez JUST-ROUVIER, Libraire; rue de l'Ecole de Médecine, n° 8.

A MONTPELLIER,
Chez SEVALLE, Libraire, Grand'Rue.

1834.

Montpellier. Imp. de X. JULLIEN.

QUELQUES RÉFLEXIONS

SUR LA

GÉNÉSIE

ET LA

GÉNÉRATION DES ÊTRES,

ARTICLE PREMIER.

UNE des études les plus obscures et qui entraîne pourtant avec elle la solution des questions les plus élevées et les plus intéressantes, est celle qui a pour but de nous apprendre comment l'être a commencé et comment il se continue. Cette étude est la base de toutes les autres, c'est elle qui doit nous révéler de plus en plus la loi d'existence des êtres; aussi a-t-elle occupé dans tous les temps les hommes de science: à toutes les époques, on les vit travailler à des recherches dont elle était l'objet. Car chaque fois qu'une *conception générale* a apparu, et qu'elle a eu la puissance de donner à la science une nouvelle direction, les théories sur la *gé-nésie* et la *génération* ont changé, ont subi une transformation en rapport avec la *conception* ou le principe général nouveau.

Toujours les progrès de la philosophie et ceux des sciences spéciales ont marché de front. A une époque de philosophie matérialiste, correspondent des travaux scientifiques matérialistes; dans un temps où le spiritualisme domine, la science aussi devient spiritualiste : constamment les savans spéciaux ont vérifié les assertions des philosophes qui ont posé les conceptions générales. Or, les hypothèses sur la génération primitive et consécutive sont les premières applications d'un dogme philosophique; car, on ne saurait faire un pas assuré dans le domaine de la science sans avoir d'abord résolu la question qui se rattache à l'origine des êtres et à leur mode de perpétuation.

Quoique la briéveté de cet écrit ne me permette pas d'exposer toutes les formes qu'ont présentées les hypothèses émises sur cette double question, je tâcherai cependant de faire voir qu'à toutes les époques on a eu une opinion sur la loi d'*existence* et de *continuité* des êtres.

Et d'abord jetant un coup d'œil rapide sur la science générale du passé, il me serait facile de montrer que la philosophie *panthéistique* ou

Indienne formula une conception générale sur la génésie à laquelle se liait une manière de voir la génération des corps ; que pendant la période de temps qui précéda l'époque philosophique Grecque et Romaine régna le Polythéisme, lequel eût aussi sa conception sur la création et la propagation des êtres.

Les philosophes, dont Thalés ouvre la série qui se continue jusqu'à Platon et plus tard l'école d'Alexandrie, firent des tentatives individuelles sur la science générale de l'Univers, tentatives que domina de plus en plus la philosophie spiritualiste naissante. D'une autre part, Moïse établissait aussi une manière de voir la génération des êtres que nous trouvons ensuite nettement posée dans la science générale du Moyen âge, manière de voir, qui était elle-même la continuation de la science spiritualiste de Platon. Enfin, les idées changèrent de nouveau dès le seizième siècle, où la sience redevint matérialiste sans cesser de faire des progrès de plus en plus croissans. La fin de ce siècle vit commencer la critique de la science du moyen âge. Galilée prépara une révolution intellectuelle, ses découvertes astronomiques firent naître de nouveaux besoins; quelques savans furent entraînés dans le doute sur les principes établis; et ce que le doute avait fait au début de l'ère philosophique grecque contre le polythéisme, il le fit alors contre la théologie chrétienne. Les savans oublièrent la foi qu'ils avaient long-temps professée, ils cherchèrent des directions scientifiques ailleurs que dans le spiritualisme qui avait jusque-là inspiré la science. L'œuvre de critique se continua jusqu'à la fin du dix-huitième siècle où le principe spiritualiste fut vaincu. Mais après la démolition, le besoin de reconstruction se fit sentir. Newton parut, et avec lui la *conception fondamentale* de laquelle dérive l'école de Locke et de Condillac. Le matérialisme des physiciens fut proclamé sinon ouvertement, du moins avec des précautions qui furent favorables à son développement. Et depuis lors les travaux de la science ont tendu continuellement à la vérification de l'idée Newtonienne, et la vie des hommes dans toutes ses faces a pris l'empreinte matérialiste. De toute part, on a vu paraître des travaux conçus dans cet esprit nouveau; on a voulu tout expliquer par la connaissance des faits matériels. Les hypothèses sur l'origine des choses et les recherches sur leur génération, furent comme tous les travaux, soumis à cette nouvelle doctrine et entrepris sous son inspiration.

De nos jours surtout où l'étude des sciences physiques a presque tout envahi, les savans qui se sont attachés à connaître le mode de propagation des êtres, ont dû accepter l'hypothèse matérialiste régnante, exclusive à sa manière comme l'était la philosophie du moyen âge de laquelle nous sommes violemment sortis. C'est pourquoi leurs travaux, tout étant d'une grande importance, n'ont pu satisfaire que ceux qui étaient les ennemis du spiritualisme chrétien; ils n'ont pas eu force de vérité pour tous les savans et la qualification d'hypothétiques les poursuit aussi. Les essais nombreux que nous possédons sur la question de la génésie et de la génération sont loin de contenter les esprits un peu sévères; les théories, dont on s'est servi pour les expliquer, n'ont pas grand crédit. Ceux là même qui examinent cette question sous l'influence des idées matérialistes, ont en leur principe une foi qui n'est pas plus solide que celle des spiritualistes pour le leur. La science est tombée dans l'indifférence, elle est devenue *éclectique*, ce qui veut dire qu'il n'y a pas de base fixe sur laquelle on appuye les idées. Toutefois les savans commencent à sentir instinctivement le besoin d'une reconstruction de l'édifice intellectuel; or, ils ne peuvent l'opérer qu'à l'aide d'un principe plus général, plus complet que ceux qui ont régné jusqu'à ce jour. Selon moi, ce principe a été proclamé, et il me paraît assez large pour dominer tous les faits de la science. Je l'ai accepté comme le spiritualiste du moyen âge avait acceptée la distinction de l'esprit et de la matière, comme le physicien avait accepté l'hypothèse Newtonienne.

Ce principe est celui de la *vie universelle* (1), par lui je viens essayer de jeter quelques réflexions sur la génésie et la génération, je tente de débrouiller le cahos dont cette question est entourée, les efforts que je fais me paraissent utiles, et je ne saurais encourir du blâme pour être sorti des routes battues; car j'éprouve aussi le besoin d'en sortir, et c'est par conviction que j'ai adopté le principe nouveau.

ARTICLE II.

Si l'on jette un coup d'œil sur les travaux qui ont été faits sur la génésie et la génération, on est frappé de la multitude d'hypothèses et de la diversité d'opinions qui sont professées: l'esprit est embarrassé par la variété de formes sous lesquelles elles ont été présentées. M. Adelon en a porté le nombre à deux cents, et si on voulait tenir compte de toutes les nuances des manières de voir qui ont existé, ce nombre serait de beau-

----

(1) *Voy*. le *Discours sur la vie universelle*, par M. le professeur Ribes.

Voy. le *Discours sur la vie de l'espèce humaine*, du même professeur.

coup augmenté ; toutefois lorsqu'on ne veut apprécier que les idées fondamentales qui les ont engendrées, l'énumération en est moins longue. Je vais tâcher de les réduire à leur plus simple expression, pour montrer que toutes les explications rentrent dans deux théories ou deux systèmes principaux.

Ces deux systèmes trouvent leur base dans les deux idées mères qui, depuis Aristote et Platon, ont dirigé le monde savant, et se résument en ces mots *esprit* et *matière* ; chacun d'eux a pour point d'appui une des conceptions correspondantes.

Déjà les systèmes les plus anciens nous montrent ce fait ; la philosophie grecque parut immédiatement à la suite d'une époque toute matérialiste ; et malgré la critique qui en est le caractère principal, la conception qui avait dominé auparavant servait encore de direction aux idées des philosophes, tant il était difficile même aux hommes les plus avancés de s'en dépouiller.

Leucippe et Empédocle, cherchant à expliquer la première génération, disaient que l'Univers était dans le commencement un composé d'atomes innombrables errans dans l'espace infini ; que ces atomes par la loi du hasard et leurs propriétés matérielles s'étaient unis à d'autres atomes et avaient formé les corps qui existent aujourd'hui ; et parmi les propriétés nouvelles

qui se manifestèrent en eux à la suite de cette
union, celle de continuer leur existence par
la génération fut la première. Cette manière
de voir fut une de celles qui eût alors le plus
de crédit parmi les hommes.

Pendant la longue période qui sépare notre
époque de celle des philosophes grecs, la science
marcha dans une voie opposée par la raison
que les principes qui la dirigeaient étaient dif-
férens. Nous verrons bientôt quelles en ont été
les conséquences. Mais les révolutions qu'a subie
la philosophie pendant les trois derniers siècles
de notre ère, ayant changé la nature des idées,
l'hypothèse matérialiste généralement acceptée
fit prendre aux travaux une direction analogue
à celle des époques matérialistes précédentes;
et dans la question de la génésie des êtres plusieurs savans reprirent les idées des philosophes en les modifiant selon les découvertes qui
avaient été faites. Mirabeau dans son *système de
la nature* reproduisit l'hypothèse de Leucippe et
Empédocle, Bourguet insista sur la puissance
qu'avaient les molécules premiers de s'unir entr'elles; d'après lui les premiers êtres ont été
formés par une espèce de cristallisation analogue à celle des minéraux.

Et de nos jours Lamarck a poussé plus loin
encore l'application de cette conception et a
reculé les bornes de nos connaissances à cet

égard. Il pense que les premiers êtres ont été formés par une véritable *génération spontanée* dont la *cause* est une influence excitatrice qui existe dans l'espace : il ajoute que cette cause cette *force* consiste dans le concours de la lumière de la chaleur de l'électricité de l'humidité; les êtres une fois formés par elle en ont produit d'autres de plus en plus compliquées par une série de perfectionnement toujours dépendans des circonstances environnantes.

L'autre système de génésie est celui dont l'hypothèse spiritualiste fait la base, il tire son origine de la philosophie de Socrate et de Platon. Lorsque les savans dirigés par l'idée de ces grands maîtres eurent en vue d'étudier les corps de la nature, ils distinguèrent dans les corps deux espèces de phénomènes; quelques uns leurs parurent privés de mouvement et de sentiment, et il fut établi que chez ceux-ci la vie n'existait point; d'autres corps au contraire se manifestaient par des phénomènes de mouvemens et de sentiment, qui firent admettre qu'ils étaient vivans. Cette distinction déjà sentie par les philosophes grecs devint l'axiome fondamental de la science lorsque le spiritualisme par ces progrès croissans mérita de régner. L'idée d'une différence radicale entre les corps, eut force de principe, alors on se rendit raison de cette différence en disant qu'il n'y avait que deux sortes d'êtres *les esprits* et *la matière*. Les esprits animaient la matière brute, lui donnaient la vie et le senti-ment, de là les êtres qui offraient des phéno-mènes de vie ; ceux qui étaient privés de ces phénomènes rentraient dans la classe des êtres *inertes* ou *morts*.

L'*esprit* fut donc accepté comme *cause* de toute vie, la *matière* parut destinée à lui obéir *passi-vement*. D'après cette hypothèse, les corps terrestres étaient regardés comme l'ouvrage de l'*esprit infini*, cause toute puissante, existante en dehors du monde matériel, et productrice de tous les phénomènes qu'il manifeste. Elle gou-verne et anime tout, de là plusieurs théories génésiques qui reflètent cette idée générale et la spécialisent. En effet, la *force végétatrice* de Néedham, la *puissance essentielle* de Wolff et Blumembach, ne sont que des transformations de l'hypothèse spiritualiste pour expliquer la génération première des êtres.

Pour un instant, bornant notre attention aux systèmes de génésie, nous résumerons ainsi ce qui a été dit à ce sujet. Deux grands systèmes de génésie existent et ils sont construits sur une de ces deux idées, savoir : qu'il y a en dehors du monde physique une puissance non matérielle qui a créé, qui anime et gouverne les corps ; ou bien que les élémens des corps ont toujours existé d'eux-mêmes et se sont réunis par l'action des propriétés physiques, qui existaient d'abord dans les atomes primitifs, et plus tard dans les corps composés.

Ces deux manières d'expliquer la formation première des êtres ont été soutenues, la dernière dans l'antiquité et de notre temps, la première pendant le moyen âge. Il est facile d'apercevoir la filiation qui existe entre les puissances *essentielle*, *végétatrice* et le spiritualisme qui avait distingué l'esprit de la matière ; on sent aussi les rapports qui lient la théorie des propriétés physiques et la philosophie matérialiste des anciens à la philosophie sensualiste des temps modernes.

Arrivant maintenant à la question de la génération proprement dite, nous trouvons la même filiation entre les systèmes philosophiques et les systèmes scientifiques.

La différence établie par le dogme spiritualiste entre l'esprit et la matière, la subaltérnisation de celle-ci au premier, ayant fourni aux savans la distinction des êtres vivans et des êtres bruts ou sans vie, lorsqu'on en vint aux recherches qui ont pour but de connaître le mode de continuation des êtres, ils établirent que ceux qui étaient privés de vie étaient incapables de se régénérer, que cette faculté était exclusivement affectée aux premiers puisqu'eux seuls étaient capables de se mouvoir et de sentir.

Partant de cette idée les physiologistes pour expliquer la génération, n'eurent à s'occuper que de ceux auxquels ils avaient accordé la vie, la discussion relativement aux autres êtres devenait tout-à-fait vaine. Enfin dans les diverses explications qu'on a donné de cette génération, nous apercevons toujours qu'on a eu recours à l'une des deux conceptions générales spiritualiste et matérialiste.

Voyez, en effet; toutes les opinions sur la génération en général peuvent être rapportées aux deux systèmes suivans. Ces deux systèmes sont, le premier, celui de *l'épygénèse*, dans lequel on considère le nouvel être comme formé de toute pièce par l'acte même de la génération, le second est celui de *l'évolution*, où l'être est regardé comme préexistant à cet acte et développé par lui.

Systèmes de l'épigénèse. Il a été soutenu jusqu'à ce que les progrès des Sciences physiques et ceux de la physiologie aient fait naître celui de *l'évolution*. Ici comme dans la question de génésie les conceptions matérialiste et spiritualiste ont servi de principes autour desquels se sont groupés les savans.

Selon l'hypothèse spiritualiste, le nouvel être qui est produit par la génération le serait en vertu d'une puissance cachée, puissance tout-à-fait analogue à celle par laquelle, l'espèce

à laquelle il appartient, aurait été créée. Elle
a été présentée sous une foule de noms divers.
Les forces végétatrices reproductives dont
Néedham s'était servi pour expliquer la génésie,
lui servirent à comprendre la génération ; ainsi
du *nisus formantivus* de Blumenbach, du *principe
vital* de Barthez ainsi des *molécules organiques* de
Buffon qui ne sont à proprement parler que
des êtres abstraits dont l'origine se rattache à
la conception spiritualiste.

La deuxième hypothèse sur l'épigénèse est à
l'égard du matérialisme ce que la première est
au spiritualisme, et comme elle, elle est la conséquence de celle de la génésie. La formation du
nouvel individu est due seulement à la faculté
qu'ont les êtres animés de procréer des êtres
semblables à eux : les êtres ont la faculté d'en-
gendrer d'autres êtres de la même manière que
les molécules premières eurent la propriété de
former des corps composés, en s'unissant aux
autres molécules qui existaient dans l'espace.

Système de l'évolution. Ce système a pris nais-
sance dans les temps modernes, il doit son existence aux découvertes anatomiques et microscopiques du seixième siècle. Dès son apparition
il fut appuyé sur deux manières de voir bien
différentes ; ce sont elles qui ont servi de base
d'une part à l'école des *ovaristes*, de l'autre à celle
des *animalculistes*.

2

Les recherches anatomiques ayant fait apercevoir parmi les organes générateurs de la femelle, une organe composé d'une multitude
de granulations en forme de petits œufs, les savans pensèrent que les êtres vivans étaient
déjà tous formés dans les œufs des femelles, et
que le rapprochement du mâle ne faisait que
développer les facultés que ce germe possédait,
celle de s'accroître et de grandir; aussi la femelle avait-elle la plus grande part à l'acte de
de la génération puisque c'était elle qui recélait
les germes de son espèce. Et voulant rattacher
cette théorie à la conception fondamentale de
l'époque où elle naquit, on créa l'hypothèse de
l'*emboîtement* des œufs, on admit que les germes
avaient tous été créés à la fois lors de la première création, que la première femelle possédait tous ceux de son espèce qui se sont déve-
loppés et se développeront.

Quelques années après l'apparition de ce
système, les recherches microscopiques firent
découvrir aux physiciens une multitude d'ani-
malcules dans la semence de l'homme et dans
celle d'un grand nombre d'animaux. Ils crurent
alors avoir ravi le secret de la génération, ils
pensèrent que ces petits vers spermatiques
étaient le nouvel être lui-même, lequel étant
soumis à des circonstances nécessaires à son développement, acquerait avec le temps la forme

et les attributs qu'on lui connaissait plus tard.
C'est ainsi que l'influence que les ovaristes
avaient accordée à la femelle, fut revendiquée
par les animalculistes en faveur du mâle.

Dans l'idée de faire rentrer cette théorie dans
la conception spiritualiste, quelques auteurs in-
ventèrent des hypothèses qui, pourtant, se res-
sentirent toutes plus ou moins de la philosophie
dominante qui était matérialiste. Les uns dirent
que ce petit animalcule était le principe de vie
destiné à animer le nouvel être; que la partie
matérielle était formée par la femelle. D'autres
distinguant deux espèces de molécules, organiques et inorganiques, accordèrent au mâle
la puissance de fournir les premières, et à la femelle celles de fournir les secondes.

Ainsi, quelle que soit l'hypothèse que l'on examine, on trouve constamment des traits de la
conception première de laquelle on sortait, et
qui admettait deux élémens dans les êtres, l'esprit
et la matière. La vérification spiritualiste se re-
connaît surtout dans le système de l'évolution,
par la raison que l'époque où il parut était encore empreinte de la philosophie du moyen âge.

Tel est, en peu de mots, l'exposé des hypothèses qui ont agité les savans sur le fait de la
génésie et de la génération; je ne m'attacherai
pas à les combattre, il n'en est pas une qui n'ait
été le sujet de nombreuses réfutations.

Aujourd'hui une conception générale manque à la science, on ne croit plus à celles qui ont été établies; la critique a presque achevé son ouvrage, en montrant l'insuffisance des théories qui ont régné, elle nous a conduit au doute, qui est le caractère dominant de notre époque. Or, maintenant, notre rôle à nous n'est pas de reprendre l'œuvre de la destruction, mais bien de travailler à l'élévation du nouvel édifice scientifique dont on commence à apercevoir les bases dans la doctrine de la *vie universelle* (1).

ARTICLE III.

Chaque fois que les physiologistes ont voulu résoudre une de ces deux questions : comment les êtres ont-ils été formés et comment perpétuent-ils leur espèce ; ils ont eu recours à une hypothèse. Les principes d'Aristote et de Platon les ont dirigés jusqu'ici ; tous les travaux publiés sur le sujet qui nous occupe, se rattachent à l'un ou à l'autre de ces deux principes. Nous, qui avons senti le besoin de réfléchir sur ce grand phénomène, nous avons éprouvé aussi

(1) Discours déjà cités de M. Ribes; *de l'Anatomie pathologique dans ses vrais rapports avec la science des maladies*, par le même.

le besoin de partir d'une conception première;
mais nous ne pouvions accepter l'une des deux
qui ont existé. Nous n'avons pas plus foi à elle
que les autres savans; les applications qu'on en
ferait ne nous conviennent pas davantage; elles
nous laissent sans conviction, et cependant ces
deux doctrines qui paraissent si radicalement
contraires, le SPIRITUALISME et le MATÉRIALISME, ne
nous déplaisent que par leur absolutisme; car
elles ont un côté vrai. Un désir s'est largement
manifesté, c'est celui qu'a formulé l'éclectisme
philosophique et scientifique, et qui n'a point
satisfait les exigences de notre époque, ainsi
qu'il le prouve tous les jours. Ce n'est pas évi-
demment sur une hypothèse exclusive que nous
devons baser nos raisonnemens; nous ne devons
pas non plus adopter une opinion mixte qui ferait un mélange des deux systèmes scientifiques:
par là nous ne réaliserions pas véritablement
un *système* d'*idées*. C'est à une conception qui ré-
sume les deux hypothèses que nous devons de-
mander une conciliation, c'est par elle qu'il y
aura *combinaison* des deux doctrines du passé.
La conception qui donnera une égale importance aux travaux spirituels et matériels, est
celle qui attache au mot *être* un signification
nouvelle, qui fait *vie* synonime d'*harmonie* ou d'*association;* celle qui établit que TOUT CE QUI
EST VIT; que le globe terrestre est *un* et ne

saurait faire supposer d'interruption dans la série des parties qui le constituent; que toutes se tiennent par une chaîne continue divisible à la fois et indivisible, et dont l'homme, le plus parfait des êtres de la terre occupe le sommet; celle qui montre que l'homme a une existence spéciale tout en étant lié aux autres êtres : la conception enfin, qui présente le globe terrestre comme étant *simultanément* un seul corps et plusieurs corps, une *unité diverse.*

Partant du principe de la vie universelle, la distinction établie par l'hypothèse matérialiste entre les êtres organisés et inorganiques, disparaît, car elle n'exprime que des différences dans les qualités sensibles des corps et non des différences radicales. Chez tous il y a *arrangement,* et celui-ci deviendra plus compliqué, il prendra, si l'on veut, le nom d'*organisation,* lorsqu'on se sera élevé assez haut dans l'examen des parties du globe terrestre; lorsqu'on touchera aux végétaux, aux animaux, à l'homme. D'une autre part, la distinction des corps vivans et des corps morts ou inertes se transforme à son tour. En effet, nous ne regardons plus comme exclusivement caractéristiques de la vie, les phénomènes de sentiment et de mouvement tels qu'ils sont dans les êtres élevés: la vie est cette faculté que possèdent tous les êtres de se combiner, de s'associer entr'eux pour produire des résultats : la grande harmonie qui régit notre planète, son union avec d'autres, l'union de ses différentes parties entr'elles, disent que la vie est générale et spéciale dans tous les êtres du globe, et les phénomènes auxquels chacun d'eux donne lieu individuellement, sont des témoignages de leur vie spéciale, comme le senti‑ ment et le mouvement sont des témoignages de la vie observée à la partie supérieure de l'échelle. Tout est lié par l'attraction, tout vit, et cette attraction n'est pas une loi qui régit des êtres passifs, c'est une association à la quelle tous prennent part, c'est l'*attraction* qui devient de plus en plus *vivante* à mesure que nous nous rapprochons davantage des êtres les plus parfaits. Tout vit dans l'individu, homme, mais les diverses parties qui le constituent ne sont pas également et semblablement vivantes.

M. Ribes abordant la question de la génésie des êtres, s'exprime de la manière suivante : « puis‑ que l'Univers est tout ce qui est, qu'il n'existe rien en dehors de lui, les phénomènes qu'il pré‑ sente ne sont point dus à une force autre que la sienne; les mouvemens des globes qui roulent dans l'espace, leurs influences réciproques; les actes de toute espèce que chacun d'eux séparé‑ ment exécute, le concours d'action qui se dé‑ veloppe dans chaque corps appartenant à une de ces larges manifestations de l'infini, enfin la

sympathie ou les affinités que dans chaque monde un être montre avec qui n'est pas lui, tout
cela c'est l'univers en mouvement, ce sont les
témoignages de son activité féconde les expressions de sa vie...............................
Voyez ce qu'on nomme, les révolutions du globe
qui sont plutôt ses âges successifs : elles se présentent comme des transformations qui ont
pour cause et des actions propres à la terre ,
et des influences qui lui sont étrangères ; au
point de vue de l'ensemble, c'est la vie générale
qui agit en elle, à notre point de vue elle est un
corps qui s'accroît et engendre des phénomènes
à condition de circonstances extérieures qui la
secondent..............................
Le globe est d'abord composé de masses liqui-
des qui deviennent des couches recouvertes
par les eaux. Les actes qu'il produit sont : la
consolidation, la disposition des couches, les
mouvemens violens qui les déforment ; et il n'y
a dans les parties qui les constituent que l'arrangement que nous voyons dans les corps les
plus inférieurs ; point d'autre existence encore
que celle du minéral.
L'ensemble des circonstances intrinsèques et
extérieures change. Les mouvemens se continuent avec violence et rapidité ; ils soulèvent
des montagnes, courbent et brisent les couches
du globe, et poussent des roches immenses

de son sein. En même temps, les élaborations intimes extrêmement fécondes produisent de nouvelles couches terrestres qui s'arrangent avec ordre à sa surface, et des minéraux très variés de nature et d'aspect, des cristallisations pierreuses et métalliques. Des êtres plus compliqués paraissent ; ce sont les organisations végétales et animales les plus simples ; des plantes acotylédones, des zoophytes et des mollusques. Les mouvemens apparens ou cachés se maintiennent, les créations végétales et animales grandissent en nombre et en perfection : les végétaux et les animaux sont d'un rang de plus en plus élevé ».

Cette conception sur la formation des êtres renferme toutes celles qui ont émises. Vous le voyez, ce n'est plus l'œuvre de la *création* opérée par un Esprit en dehors du monde matériel, qui déposa en lui des germes spécifiques; ce n'est pas non plus l'œuvre du hasard qui a pour résultat un rapprochement fortuit d'atomes primitifs qui décide des formes diverses, mais c'est l'une et l'autre à la fois.

Le spiritualiste avait fait dépendre l'organisation, la vie planétaire d'une puissance extérieure à elle, seule créatrice ou efficiente. Le matérialiste au contraire, n'acceptait aucune puissance non accessible aux sens, il ne reconnaissait que des phénomènes nécessairement attachés à des propriétés, appartenant aux molécules primitives, une fois unies pour former des corps composés. Pour l'un, il y avait eu *création* d'espèces primitives de types ineffaçables sollicités à se développer par des circonstances environnantes ; pour l'autre, simple rapprochement de parties et modification journalière des premiers corps par la continuité des actions extérieures qui perfectionnent les premiers êtres, tout en continuant à en produire de nouveaux, de toute pièce, et simples comme les premiers.

Avec le principe que nous acceptons, nous ne concevons plus une *création* ni une *formation fortuite,* mais un *développement* de l'être, qui est une partie du tout infini. Le globe terrestre en vertu des pouvoirs dont il était doué nativement, comme partie de l'univers, a mis en jeu ces pouvoirs de la même manière, qu'un enfant à l'aide de ses conditions propres se combinant avec des conditions extérieures à lui, manifeste des organes et des fonctions progressivement plus spéciaux et plus parfaits. Des transformations graduellement plus composées se sont faites à l'aide de deux facteurs, savoir : le globe et ce qui est en dehors de lui dans l'univers, dont il fait partie.

D'abord les êtres sont principalement minéraux, les pouvoirs d'association entre les molécules qui les composent sont peu parfaits et les êtres peu spécifiés; bientôt par le développement de leur puissance propre combinée à la puissance de ce qui les entoure, une complication plus grande s'effectue, les affinités se perfectionnent, les êtres se diversifient davantage dans le globe terrestre. D'où il suit qu'il y a et il n'y a pas *création* d'êtres nouveaux. Il y a manifestation d'une vie progressive dont le globe portait *nativement* la *disposition*. Comme dans l'homme qui s'organise, il n'y a pas création de fibres musculaires, il y a apparition de ce tissu qui jusque là était dans son mininum d'existence, en germe, en puissance.

La génésie de notre planète n'est donc autre chose qu'une transformation continue et progressive qui s'est effectuée à l'aide de deux conditions, l'une prise dans elle-même, l'autre dans les choses ambiantes. Cette manière d'envisager la première génération comprend et concilie les deux théories exclusives : elle tient en effet de l'une et de l'autre et présente la transformation simultanée de la création et de la formation par agglomération de molécules.

ARTICLE IV.

Voilà comment les êtres se sont produits, tâchons de voir comment ils se continuent; en d'autres termes cherchons à spécialiser la conception générale pour l'appliquer à la question de leur génération consécutive. Ici comme dans la génésie le principe fondamental doit nous guider; c'est à la faveur de la loi d'association progressive des êtres que nous avons compris leur production, c'est aussi à la faveur de la même loi que nous croyons pouvoir expliquer leur génération proprement dite.

La vie en totalité est l'action de cette faculté qu'ont tous les êtres de s'associer; chaque acte qui en est l'expression suppose également une association, un concours d'action, c'est pourquoi la génération comme tous les autres actes ou phénomènes est un fait d'association.

Dans la génésie, le globe entier combiné à ce qui l'entourait, a exercé son activité dans sa totalité pour opérer une manifestation nouvelle, toutes ses parties formant un tout unique ont été en jeu pour opérer les transformations progressives de son être multiple. Mais quand nous considérons le globe dans l'état de développement où il se trouve et que nous examinons comment il entretient la continuation des êtres qui sont *lui* dans sa diversité ; en d'autres termes si nous étudions le phénomène de la génération dans la vie terrestre, nous retrouvons encore un même acte qui se diversifie graduellement dans la série ascendante. Une même expression ne peut pas rendre cette diversité, et le mot *génération* qu'on à l'habitude d'employer pour exprimer le phénomène de la continuation de l'être dans les corps supérieurs et dans l'homme, convient de moins en moins à mesure qu'on suit ce même phénomène dans les corps inférieurs. C'est pourquoi cette faculté qu'ont les êtres de continuer leur espèce, a reçu divers noms suivant ceux dans lesquels on la examinée. Cette différence de dénomination trouve encore son origine dans la distinction par laquelle on avait reconnu aux uns, une activité puissante dans l'accomplissement de cet acte, et chez les autres une passivité absolue ; et constamment on prit pour objet de comparaison ces deux extrêmes. Or, placé à ce point de vue, on ne pouvait voir que les différences qui les séparaient, sans comprendre les ressemblances qu'ils offraient relativement à ce phénomène. Dans les corps vivans, cet acte fut appelé *génération* et le nom de *composition* fut appliqué à ce même acte dans les corps *inertes :* les idées qu'on attachait à ces deux dénominations étaient aussi radicalement contraires que la différence paraissait grande entre les êtres appelés *vivans* et les corps *bruts*. Chez les premiers c'était un phénomène de vie un témoignage de son existence, un acte de spontanéité; dans les seconds, on ne voyait qu'un acte purement chimique, une superposition de molécules, une composition privée d'activité. Mais si on part de la conception que *tout vit*, qu'il n'y a pas de coupe tranchée dans les êtres qui composent notre planète, que tous exercent leur activité spéciale dans la grande association qui en forme l'harmonie; la continuation des espèces se montrera comme un même acte général et spécial, semblable à lui-même et différent de lui-même. Dans l'ordre des êtres du globe, il y a hiérarchie de vie génératrice, c'est-à-dire qu'elle devient graduellement plus parfaite à mesure que l'on se rapproche d'avantage des corps supérieurs. Tous les actes de vie et particulièrement la continuation des espèces offrent cette gradation hiérarchique, les mots de *génération* et de *composition* sont donc deux extrêmes qui ne doivent plus représenter deux idées opposées, mais seulement deux modes du même fait. La loi de perpétuation des espèces est *une* en même-temps que diverse, et pour simplifier le langage scientifique, il faudrait créer un mot qui en exprimâ la généralité et la spécialité à la fois, de manière à embrasser la série entière des existences terrestres.

Le globe a puisssancé de se continuer dans chacune de ses parties, ou, en d'autres termes, tous les êtres, partie du globe terrestre, ont pouvoir de continuer leur espèce par une généra- tion particulière; la loi qui préside à cette gé- nération est celle de l'attraction vivante ou association, loi graduellement et diversement spéciale suivant les existences terrestres qu'on examine, attraction qui doit être différemment dénommée suivant le groupe d'individus. Chez les êtres les plus inférieurs et parmi ceux-ci les corps simples, elle se rend sensible par les effets de ce qu'on nomme l'*affinité* et la *cohésion*, deux modes inférieurs de la vie ou attraction animée. L'affinité prend graduellement des caractères plus élevés, elle diffère à mesure qu'on s'élève, par le mode d'association qu'elle exerce, le nombre des élémens qu'elle unit, l'espèce d'ar- rangement qu'elle décide. Dans les végétaux, l'affinité mérite un nom qui la rapproche de l'*association* du *sentiment* de l'*amour*, et la cohé- sion se transforme en *organisation*.

Les expressions ont une valeur plus élevée encore dans les animaux, l'*instinct* est l'attraction vivante de cette classe d'être; l'*intelligence* et l'*action physique* sont les deux ordres de phéno- mènes qui expriment la *vie* dans l'être humain où l'attraction vivante est à son mode et à son degré le plus élevé. Tous ces états, loin d'indi-

quer autant de lois particulières distinctes,
sont des transformations progressives d'un même
fait; et par ce mot, je n'entends pas seulement
des degrés : l'amour, l'association ou la vie est
commune à tous les êtres et chacun s'associe
aime ou vit à sa manière. Voilà la vie prise dans
sa totalité; eh bien, la génération est le fait
général spécialisé dans la fonction par laquelle
l'être et les êtres, le globe et les différentes
existences qu'il constitue se continuent ou se
perpétuent. Il y a un seul mode et plusieurs
modes de continuation de l'être; la génération
comprise dans sa généralité est un fait un et
divers, ce mode d'action de l'attraction animée
offre l'unité et la diversité.

L'association est donc le principe de toute
génération, les minéraux s'associent entr'eux
pour s'accroître ou se continuer, c'est là le mode de génération le plus simple. Le globe terrestre est mâle et femelle dans toutes ses parties en tant qu'unies, comme l'être humain l'est
dans tout son corps; et c'est dans ses parties les
plus élevées qu'il montre des organes particu-
liers affectés à l'accomplissement des actes générateurs plus parfaits. Ainsi nous ne disons pas
que les minéraux ont des organes sexuels, qu'il y
en a de mâles et de femelles, mais qu'ils sont
mâles et femelles si nous les examinons en tant
que parties constituantes du globe qui est *un*.

Les sexes ne se montrent pas encore dans les premiers âges de la terre, ou lorsqu'elle est principalement minérale, pas plus que dans l'embryon humain au début de la vie. Mais à la période suivante, les conditions sexuelles sont près de se manifester dans le globe comme dans l'être humain. Dans les plantes inférieures on n'aperçoit pas encore cette spécialisation ; à mesure qu'on s'élève dans le même règne, on voit la distinction s'établir sur le même individu ou dans des individus divers, les plantes sont monoïques ou dioïques, suivant l'expression de Linné. Dans certains animaux inférieurs, on observe encore l'hermaphrodisme, puis chaque individu est porteur d'un sexe particulier ; enfin, les animaux du haut de l'échelle présentent cette indépendance encore plus complète ; c'est le *maximum* de sa spécialisation. Le globe terrestre est plus manifestement mâle et femelle à mesure qu'on examine des parties plus vivantes, les êtres les plus parfaits.

Sous quelque point de vue que vous envisagiez la génération, vous la verrez toujours graduelle dans ses modes et plus parfaite ou mieux spécialisée dans ses conditions. Il y a progressivement plus d'activité dans l'emploi des pouvoirs propres à l'être. Les corps les plus inférieurs s'associent pour produire, mais leur puissance d'association est à son état le plus infime ; l'influence des circonstances extrinsèques est la plus forte. Dans les végétaux, les conditions propres au corps sont plus marquées, leur activité plus grande : néanmoins la coopération, l'influence des circonstances extérieures, celle des saisons, des climats est très notable. Mais c'est surtout dans le règne animal que se trouve le plus développée l'activité des conditions propres à la génération; les êtres qui le composent méconnaissent l'influence des climats et plusieurs échappent à celle des saisons. Vient ensuite l'homme en qui cette faculté est à son *maximum* de puissance : pour lui, saisons, climats, influences de temperature, tout disparaît, il est apte à mieux produire parce qu'il est le plus capable de s'associer. Quand à la spécialisation graduelle des conditions du phénomène de génération, elle est surtout manifeste dès qu'on entre dans le règne animal.

Ainsi, toujours les parties propres à la génération se montrent plus distinctes, toujours s'observe une plus grande complication des parties, toujours une plus grande puissance active marche avec cette spécialisation et complication de l'être, en tant qu'il se continue ou se reproduit.

Quelques naturalistes fidèles au principe spiritualiste qui fait dans le globe terrestre des coupes tranchées, établissaient l'existence d'espèces primitives inaltérables, dont la génération ne pouvait changer ni la forme, ni le fond ; ils soutenaient que la génération perpétuait les caractères arrêtés du type primitif.

D'autres naturalistes sont partis d'une théorie opposée ; ils ont pensé que la génération entraînait avec elle des changemens successifs dans la forme et le fond, que ces changemens étaient dus à la puissance du milieu qui environne l'être, savoir : l'humidité, la chaleur, l'électricité ; enfin que de l'excitation continue de ces agens résultait que l'individu ne peut vivre que par l'action efficiente de ces influences, qu'il se façonne rigoureusement à leur mode d'action. D'après eux, la forme qu'affectent les êtres aujourd'hui a passé par une foule d'états divers avant de présenter les caractères que nous leur observons ; et toutes les transformations que les corps ont subies, sont dues aux agens extérieurs, source des différences dites spécifiques. Nous voyons qu'à ce titre, les *espèces* ne sont point permanentes, ou qu'à proprement parler, il n'y a pas d'espèces.

Ces deux manières de voir sont exclusives, je n'ai pu adopter isolément ni l'une ni l'autre, et je ne les ai pas repoussées ; je pense qu'elles ont besoin d'être conciliées. D'abord, je ne saurais croire avec les spiritualistes que les espèces ont été de tout temps ce qu'elles sont. Tous les êtres n'ont point cette activité qui résiste à toute espèce d'influences extérieures à eux, mais cette influence a un terme. Les êtres une fois produits, sont plus ou moins modifiés, sans perdre de leurs caractères fondamentaux. Il semblerait donc que nous nous rapprochons quelque peu de l'opinion qui veut que les espèces soient arrivées à ce qu'elles sont par une série de perfectionnemens; oui, mais nous différons dans l'idée que nous avons des conditions de ce développement. Les matérialistes actuels pensent que c'est à condition des influences extérieures, et nous croyons que c'est à condition de deux sortes d'influences venant, l'une de l'individu lui-même, et l'autre de tout ce qui l'environne. Je m'explique : quand une espèce nouvelle paraît, c'est au point de vue général, une manifestation de vie qui suppose concours du moi et du non moi, du globe terrestre et du système auquel ce globe appartient. L'espèce une fois produite, a son développement propre, sa marche ascendante de vie spéciale à parcourir, ou son progrès à effectuer. Ainsi d'une espèce plus parfaite qui viendra après celle-là; maintenant, quant à son développement même, cette espèce a besoin de son action propre et de l'action du tout terrestre et atmosphérique auquel elle tient : ainsi encore *association, harmonie, corrélation* d'elle et du globe, ou du milieu dans lequel elle est, pour se développer. Enfin, la combinaison de la partie mâle et femelle de cette espèce est nécessaire aussi pour la continuation de la vie de cette espèce pendant toute la période de temps qui lui est nativement dévolue pour l'accomplissement de son progrès. Voilà comment la permanence et le changement se concilient. Il n'y a pas de résultats sans association, sans combinaison d'influences; il faut un concours du globe et de ce qui est hors de lui, et dans le globe lui-même, de l'être et de ce qui l'entoure. Nous disons donc que les êtres sont arrivés à avoir les formes et les attributs qu'ils possèdent aujourd'hui, en vertu d'une série de révolutions ou cataclysmes, d'actes à la fois généraux et locaux, dans le système dont notre planète fait partie ; de là les transformations progressives des diverses parties du globe, de là les espèces; il y a plusieurs vies et une seule vie, un seul être et plusieurs êtres graduellement spécifiés.

Telle est notre conception sur la continuation des espèces, elle est la conséquence nécessaire de celle que nous avons présentée sur la génésie, et nous paraît comme elle, pouvoir satisfaire aux exigences des deux partis scientifiques ; le système de Lamarck se trouve ainsi combiné avec la conception du moyen âge.

Le matérialisme a vu trop isolément les corps et les propriétés de chacun d'eux dans les circonstances purement matérielles, il n'a point saisi le lien qui les unit tous, et c'est pourquoi il n'a étudié dans leur formation que le jeu de ces circonstances matérielles. Le rapprochement des molécules a fait fortuitement les êtres, et dans les animaux supérieurs, la formation d'un individu a été comparée par lui à la combinaison de quelques élemens qui composent un sel.

Le spiritualiste cherchait constamment en dehors des individus les causes spécifiques impalpables de leur engendrement primitif, et dans les êtres supérieurs la condition la plus élevée de la génération d'un individu était un fait au-dessus de la portée des sens, le résultat d'une puissance inconnue, *la cause vitale*.

Pour nous, je le répète, il y a développement successif à la fois du globe et de ses parties, ou en d'autres termes de la vie simultanément générale et spéciale; et chaque manifestation de la vie générale se continue par génération comme la vie gènéralle se continue par génésie.

Il y a *unité, coordination, harmonie* dans le globe terrestre associé aux autres mondes; voilà la transformation de l'Esprit infini du spiritualiste ou des savans du moyen âge; telle est la part de l'*unité et de l'activité* pour la génésie. Le globe terrestre comme tel dans le sytème de l'univers a sa vie spéciale, ses manifestations caractéristiques que l'on peut nommer espèces quand on se place dans la diversité

Dans la génération ou continuation des espèces qui sont produites, la part de l'*unité* et de
l'*activité* est évidente aussi; car c'est par la combinaison intime du mâle et de la femelle formant
une unité, une association double, fonctionnant
actuellement par tout son être et spécialement
par les organes sexuels, que l'acte de continuation ou de génération s'effectue.

Le matérialiste trouve également satisfaction
dans cette manière de voir la génésie et la génération, car c'est à des conditions extérieures
atmosphériques diverses, à des conditions terrestres diverses que se produisent les espèces
ou phénomènes progressifs de l'existence terrestre. Le milieu a de l'influence pour produire
l'être nouveau; seulement nous disons c'est le
globe et le milieu unis qui sont *cause*.

Dans la génération ou continuation de l'être
ce n'est plus le principe vital de l'homme et de
la femme qui conçoivent une affection productrice de l'être nouveau; l'acte générateur s'effectue par les organes sexuels du mâle et de la
femelle; mais à condition d'association de toutes
les parties de l'individu mâle et femelle pour
le but de la continuation de l'espèce. Et l'espèce
n'est pas rigoureusement parlant fixe; l'être
nouveau qui paraît sur la terre renferme les pré-
cédens, mais est en progrès sur lui, l'homme
est le singe transformé. Le globe terrestre qui

vivait suivant ce mode, vit d'une vie plus parfaite en devenant humanitaire.

Ici se borne la tâche que je me suis imposée,
je n'ai pas pu traiter la question d'une manière
aussi spéciale que je l'avais d'abord désiré.

Je n'ai parlé de la génération que d'une manière générale. J'aurais eu à spécifier ses modes
variés pour chaque classe d'être et ici comme
ailleurs j'aurais eu recours à la conception générale que j'ai adopté, pour établir les conceptions secondaires qui se rapportent à la vie de
chaque groupe d'êtres. Car l'association est un
fait général qui se diversifie indéfiniment et mon
but sera de suivre de plus en plus ses spécifica-
tions, mais aujourd'hui je dois borner mon tra-
vail.

FIN.

www.ingramcontent.com/pod-product-compliance
Lightning Source LLC
Chambersburg PA
CBHW060445210326
41520CB00015B/3848